QUELQUES EXPÉRIENCES

SUR

LA BILE

PAR

LE DOCTEUR Georges LINOSSIER

Licencié ès-sciences physiques

———

LYON

IMPRIMERIE DU SALUT PUBLIC

BELLON, RUE DE LA RÉPUBLIQUE, 33

1882

AVANT-PROPOS

Le but que je me proposais en commençant
ce travail était l'étude de l'influence des médicaments dits cholagogues sur les proportions
relatives des principaux éléments de la bile.

Les trois éléments que j'ai dosés dans mes expériences sont l'azote, le soufre et le fer. Ce
dernier n'est qu'en proportion minime dans la
bile, mais l'importance du rôle physiologique de
ce métal donne un intérêt tout particulier à l'é-
tude de son élimination.

Mon travail était commencé, quand parut dans
la *Revue scientifique* un très-intéressant article
de M. Hayem sur la transfusion, dans lequel il
affirmait la supériorité clinique de la transfusion
immédiate sur la transfusion de sang défibriné.

J'eus l'idée que l'étude de l'élimination du fer par la bile après chacune des deux formes de transfusion pourrait apporter à la discussion un argument nouveau, et je laissai un peu de côté mes premières expériences pour ne plus m'occuper que de ce point intéressant.

Ce travail se trouve donc divisé en deux parties. Dans la première, j'expose et je discute mes expériences sur la transfusion ; dans la seconde, je rapporte, à titre de documents pouvant offrir un certain intérêt, les résultats de mes premières recherches concernant l'action des cholagogues. Cette seconde partie ne forme pas un tout complet. Les expériences ne sont pas assez, nombreuses pour me permettre d'en tirer des conclusions bien nettes ; c'est le point de départ d'un travail et non un travail achevé.

Un chapitre préliminaire est consacré à l'exposé du manuel opératoire.

Avant de commencer l'exposé de ces recherches, qu'il me soit permis d'adresser ici tous mes remercîments à M. le professeur Lépine, grâce à l'obligeance duquel j'ai pu mener à bien ce travail. Non-seulement M. Lépine a mis à ma disposition son laboratoire pour y faire mes expériences ; mais il m'a constamment aidé de ses conseils et m'a gracieusement offert le concours d'une habileté expérimentale éprouvée pour les expériences de vivisection. Je suis heureux de pouvoir lui témoigner ici toute ma gratitude.

Mon ami Guérin, chef des travaux chimiques à la Faculté, qui a bien voulu se charger d'effectuer, avec la précision qu'il apporte à toutes ses analyses, les dosages de soufre rapportés dans ce travail ; M. Eymonnet, chef des travaux chimiques du laboratoire de clinique médicale de l'Hôtel-Dieu, et M. Weil, doyen des internes des hôpitaux de Lyon, ont aussi droit à mes remercîments pour les services qu'ils m'ont rendu dans le cours de ces recherches.

I.

MANUEL OPÉRATOIRE

Trois éléments ont été dosés dans la bile des chiens soumis par nous à l'expérimentation : l'azote, le soufre et le fer.

Je dois d'abord donner quelques détails sur le manuel opératoire employé pour le dosage de ces trois corps simples.

DOSAGE DE L'AZOTE.

L'azote était dosé à l'état d'ammoniaque par la méthode classique de Warrentrapp et Will. On opérait sur 3 à 5 grammes de bile qu'on faisait dessécher à l'étuve à eau sur un peu de plâtre. On l'obtenait ainsi en peu de temps à l'état de poudre sèche, facile à mélanger à la chaux sodée et à introduire dans le tube à analyse.

Je n'ai pas à décrire le procédé de calcination. Toutefois, je ferai observer qu'il est bon de placer dans le tube en avant de la substance une très-longue colonne de chaux sodée, sinon il passe dans l'acide titré des produits colorés.

Il est même très-difficile, quand on opère avec certaines biles très-concentrées, d'éviter absolument la production d'un peu d'une substance résineuse ambrée, volatile à haute température, insoluble dans l'eau, mais soluble dans l'alcool, qui ne gêne d'ailleurs pas l'opération, car elle ne colore pas le liquide.

L'acide sulfurique titré n'était pas la solution normale, mais une solution contenant un peu moins d'un demi-équivalent d'acide sulfurique monohydraté par litre. L'acide y avait été titré dans deux prises de volume différent à l'état de sulfate de baryte, et, par comparaison avec une liqueur normale d'acide oxalique.

La solution de potasse — pour que le procédé eût plus de sensibilité — ne saturait pas de la solution acide, un volume égal au sien, mais bien moitié moindre.

Il a été fait — toutes les fois que l'on a eu à sa disposition une quantité de bile suffisante — deux expériences comparatives, et le résultat publié représente la moyenne de deux résultats concordants.

DOSAGE DU SOUFRE.

On employait à ce dosage une quantité minimum de un gramme de bile.

Cette bile était calcinée avec de la potasse caustique, du carbonate et du nitrate de potasse, l'acide sulfurique était dosé dans le résidu de la calcination à l'état de sulfate de baryte.

Je n'insiste pas sur les détails de cette opération classique.

DOSAGE DU FER.

J'insiste davantage sur ce dosage : les résultats qu'on trouvera imprimés plus loin ne concordent guère avec ceux que rapportent les auteurs. Pour qu'on ne puisse les révoquer en doute, il me semble donc indispensable de décrire avec détail les précautions qui ont été prises pour assurer l'exactitude des analyses.

Je ne pouvais songer à employer une méthode pondérale. Les quantités de bile dont je disposais contenaient parfois un poids de fer moindre que un milligrammme, l'analyse volumétrique pouvait seule acquérir une sensibilité suffisante pour permettre d'apprécier des quantités aussi minimes.

Or, parmi les différents procédés volumétriques qui ont été proposés pour doser le fer, il en est un dont la valeur est universellement reconnue, qui a été employé à peu près exclusivement par les physiologistes ; c'est le procédé de Margueritte. Il est d'une sensibilité exquise, en rapport avec l'intensité si remarquable de coloration des solutions de permanganate de potasse ; mais il exige de la part du chimiste qui l'emploie des précautions minutieuses.

Tous les corps réducteurs exercent sur le permanganate de potasse une action identique à celle des sels ferreux. Je citerai comme exemples les matières organiques, l'acide azoteux, l'hydrogène sulfuré, l'acide sulfureux, etc.

Si dans la solution qui contient le sel ferreux, il se trouve une trace d'une de ces substances il est impossible de compter sur un résultat précis.

Certains composés qui ne sont pas rangés parmi les corps réducteurs, exercent aussi sur le permanganate une action réductrice, tel est l'acide chlorhydrique.

Il faut éviter enfin la présence dans la solution de corps, non réducteurs par eux-mêmes, mais qui, sous l'influence de l'hydrogène naissant peuvent donner naissance à des composés réducteurs.

Ainsi la moindre trace d'acide azotique dans la solution ferrique rend impossible le dosage du fer.

Terreil a indiqué que sous l'influence de l'hydrogène naissant, l'acide azotique avant de se transformer en ammoniaque passe par l'état intermédiaire d'acide azoteux. On ne se doute guère généralement de la lenteur avec laquelle cet acide azoteux, qui se forme assez rapidement, passe à l'état d'ammoniaque. Or, l'acide azoteux décompose le permanganate de potasse à peu près dans les mêmes conditions que l'acide oxalique : Les premières gouttes de caméléon ne sont que lentement réduites, puis la décoloration se fait presque instantanément pour redevenir très-lente quand l'oxydation de l'acide nitreux est près d'être achevée.

Cette réaction est si régulière que je pense pouvoir l'utiliser pour le dosage de l'acide azotique.

Il était nécessaire de bien poser ces premiers points avant de chercher le moyen d'amener le fer de la bile dans une dissolution où il put être facilement dosé.

On ne peut éviter de calciner la bile. M. Hans Stahel, de Zurich, a essayé de désagréger les matières organiques par l'action combinée du chlorate de potasse et de l'acide chlorhydrique, et de précipiter ensuite le fer à l'état de sulfure. Mais, quelque prolongée que fût l'action des composés chlorés, jamais la précipitation n'était complète. Je n'ai pas été plus heureux dans des essais analogues.

Pelouze (1), dans ses recherches sur le fer du sang, employait la méthode suivante : Il calcinait le sang, épuisait le charbon par l'acide chlorhydrique, calci-

---

(1) Comptes rendus, t. LX, p. 530.

nait le résidu non dissous, l'épuisait de nouveau, et faisait succéder ainsi les calcinations et les traitements à l'acide, jusqu'à dissolution complète des cendres.

Il étendait à environ un litre la dissolution chlorhydrique, réduisait le peroxyde de fer avec un peu de sulfite de soude, et effectuait le dosage à l'aide d'une solution titrée de permanganate de potasse.

Ce procédé présente les inconvénients suivants :

1° La substance organique est portée longtemps à une température très-élevée, à laquelle il faut craindre la volatilisation d'un peu de chlorure ferrique ;

2° L'oxyde ferrique fortement calciné est très-difficilement soluble dans l'acide chlorhydrique :

3° Pour éviter l'action fâcheuse de l'acide chlorhydrique on est obligé d'étendre beaucoup la liqueur, à un litre environ, d'après Pelouze. Comme il faut dans ce cas employer une quantité très-sensible de la solution de permanganate pour colorer seulement cette masse de liquide, le procédé perd toute sensibilité.

Il faut en somme absolument, si l'on veut obtenir un résultat exact, amener le fer dans une solution exclusivement sulfurique. Aussi, n'ayant pas l'intention de faire l'historique des procédés d'analyse, je passe sous silence les méthodes diverses qui ont été conseillées pour le dosage du fer dans les matières organiques, et qui ne sont que le procédé de Pelouze plus ou moins modifié, pour décrire le manuel opératoire que j'ai constamment suivi et qui, sauf quelques détails, a été déjà employé par M. Kunkel et M. Hans Stahel, de Zurich.

Toute la quantité de bile dont on peut disposer est évaporée au bain de sable dans une capsule de platine, recouverte d'un dôme de cuivre pour éviter la chute dans la bile de poussières ferrugineuses.

Quand il ne se dégage plus aucun gaz, et qu'il ne reste plus dans la capsule que du charbon incorporé à des sels minéraux, on chauffe celle-ci à feu nu au rouge sombre, et on y projette par petites quantités du nitre finement pulvérisé (s'il n'est pas en poudre très-fine, les fragments décrépitent et amènent des projections de substance.)

L'opération terminée, et le charbon étant complètement brûlé, on reprend la masse refroidie par de l'acide chlorhydrique très-étendu. Elle se dissout entièrement. On lave avec soin la capsule avec de l'acide chlorhydrique bouillant pour dissoudre les taches jaunes qui en couvrent le fonds et qui ne sont autre chose que de l'oxyde ferrique. Cette dissolution se fait facilement.

On réunit les liquides de lavage à la dissolution, on fait bouillir pour chasser l'acide nitreux, on précipite par l'ammoniaque en excès, on chauffe jusqu'à commencement d'ébullition, on laisse reposer jusqu'au lendemain.

On jette sur un petit filtre le précipité qui est blanc ou jaune, suivant que tout le fer est combiné à l'acide phosphorique ou qu'il s'en trouve en excès, on lave à l'eau légèrement ammoniacale jusqu'à ce que les eaux de lavage ne précipitent plus par l'azotate d'argent acidifié par l'acide azotique.

Immédiatement le filtre encore humide est lavé avec de l'acide sulfurique au vingtième bouillant qui dissout très-facilement tout le précipité, puis avec de l'eau distillée.

Tout le fer se trouve, par cette opération, transformé en sulfate ferrique et contenu dans une dissolution exempte de substances pouvant agir d'une manière quelconque sur le permanganate.

Toutefois, j'ai constaté que souvent le lavage à l'acide sulfurique du précipité sur le filtre ne dissolvait pas absolument tout le fer, et qu'une goutte de sulfo-cyanure de potassium colorait le filtre d'une légère teinte rosée.

Pour éviter cette cause d'erreur, le filtre était calciné, les cendres très-minimes dissoutes autant que possible dans l'acide chlorhydrique bouillant, l'acide chlorhydrique était ensuite chassé par ébullition avec l'acide sulfurique de la solution, que l'on ajoutait à la solution principale d'oxyde de fer.

On introduisait bien ainsi quelques traces d'acide chlorhydrique dans le liquide, mais si minimes qu'elles ne pouvaient troubler l'analyse, si on prenait le soin d'opérer à froid l'oxydation par le permanganate.

La solution de sulfate ferrique est évaporée, dans un petit ballon, à environ trente centimètres cubes ; on opère la réduction de l'oxyde ferrique à l'aide du zinc, dans une atmosphère d'hydrogène, on s'assure qu'une goutte du liquide, déposée sur une assiette de porcelaine, ne donne aucune coloration avec le sulfocyanure de potassium, et l'on dose le fer, suivant le manuel opératoire classique, à l'aide du permanganate de potasse.

Telle est la marche générale de l'opération. Il est nécessaire maintenant d'insister sur quelques détails.

La pureté des réactifs doit être vérifiée avec soin. L'acide sulfurique, l'acide chlorhydrique, le papier à filtrer contiennent souvent des traces de fer, mais on peut se les procurer purs. Il n'en est pas de même du zinc. Je n'ai pas eu le bonheur d'en trouver qui fût absolument exempt de fer.

J'ai donc, dans plusieurs expériences préalables, déterminé quel volume de la dissolution titrée de permanganate décomposait une solution dans l'acide sulfurique de 1$^{gr.}$5 du zinc le plus pur que j'ai pu me procurer, avant de se colorer d'une teinte rose sensible.

La réduction du sulfate ferrique fut dès lors constamment effectuée avec une même quantité de zinc, provenant du même lingot que celui qui avait servi aux essais préliminaires, et dans chaque expérience on retrancha du nombre de centimètres cubes de liqueur titrée employés à la réduction le nombre invariable, qui correspondait au permanganate décomposé par le fer du zinc et employé à colorer la liqueur, une fois la réduction achevée.

Le zinc était ajouté par fragments à la solution sulfurique toujours suffisamment étendue (environ 4^{cc} d'acide concentré pour 30^{cc} à 40^{cc} d'eau). On évitait ainsi une réaction trop vive, et, par suite, un échauffement trop grand et qui eût pu provoquer la formation d'acide sulfureux, puis d'hydrogène sulfuré, cause importante de perturbation dans le dosage.

On attendait toujours que la dissolution du zinc fût bien complète, et même on laissait longtemps en contact avec la liqueur acide légèrement chauffée le résidu noir de charbon et de plomb que laisse le zinc pur du commerce. En effet, j'ai pu constater que, quand on ne prend pas cette précaution, la poudre noire retient des quantités appréciables de fer. On n'ajoutait le permanganate de potasse, ainsi que je l'ai dit plus haut, que quand la liqueur était parfaitement refroidie.

La solution de permanganate de potasse que j'ai employée contenait 0 gr. 3 de sel cristallisé par litre. Le titre en avait été préalablement établi : 1° avec du fil de clavecin (dans lequel le fer avait été dosé à l'état de sesquioxyde) ; 2° avec une solution d'acide oxalique pur.

Tous les auteurs recommandent de vérifier souvent, — aucuns même disent avant chaque analyse, — le titre de la liqueur titrée. Cette précaution a été prise et m'a permis de constater que les solutions de permanganate de potasse sont bien moins altérables qu'on ne le croit généralement, si le sel est pur et si le flacon est conservé dans l'obscurité. Cette dernière condition est fort importante. Dans le cours de quatre mois, le titre de la liqueur qui a servi à mes expériences n'a pas sensiblement varié.

Constamment après chaque dosage, la liqueur contenant le fer était soumise une seconde fois à l'action réductrice de l'hydrogène naissant, et le dosage volumétrique était recommencé.

Par ce procédé, s'il est exécuté avec soin, aucune trace de fer ne peut échapper à l'analyse, sauf peut-être pendant la calcination, par volatilisation de chlorure ferrique (?). Mais, sauf cette cause d'erreur, qui est même moindre que dans d'autres procédés, puisque la température n'est jamais élevée au-dessus du rouge sombre, tout le fer contenu dans la bile doit se retrouver.

Des expériences préalables effectuées sur la bile de bœuf ont montré d'ailleurs que tout le fer qu'on ajoutait artificiellement à la bile se retrouvait intégralement à l'analyse.

ETABLISSEMENT DE LA FISTULE BILIAIRE.

Il me reste à décrire le procédé employé pour obtenir soit la bile vésiculaire, soit la bile de fistule :

On fait sur la ligne blanche, à partir de l'appendice xyphoïde, une assez longue incision aux parois abdominales du chien en expérience.

L'animal doit être à jeun, sinon les vomissements sont à peu près inévitables après la ligature du canal cholédoque ; les efforts provoquent la hernie par la plaie de la masse intestinale, ce qui complique notablement l'opération.

D'ailleurs, ce n'est que chez un animal à jeun depuis quelque temps que l'on peut espérer trouver une quantité notable de bile dans la vésicule.

On cherche le canal cholédoque et on le lie près de l'intestin. On y fait au-dessus de la ligature une petite incision dans laquelle on fait pénétrer une canule. On fait alors écouler par une légère pression la bile contenue dans la vésicule.

Ceci fait, on jette sur le canal cholédoque une seconde ligature plus rapprochée du foie. On retire la canule. On fait à la vésicule biliaire soulevée à l'aide de deux pinces une incision permettant d'introduire une assez grosse canule, sur laquelle on lie solidement les parois de la vésicule. A la canule on adapte une vessie de caoutchouc vide d'air, qu'on laisse pendre au dehors du ventre, et on suture.

Au début de ces expériences, dans la crainte que le chien ne déchirât avec les dents la vessie de caoutchouc, on enfermait celle-ci dans l'abdomen : il ne se développait qu'une péritonite médiocre ; mais la bile s'écoulait difficilement. On renonça de bonne heure à ce mode opératoire. Dans les observations il est indiqué si la vessie a été placée dans l'abdomen. Quand il n'y a pas d'indication, c'est qu'elle a été placée extérieurement.

Les chiens ne survivaient guère à l'établissement de la fistule. Celui qui a vécu le plus a succombé au bout de cinquante heures.

Kunkel dit avoir conservé pendant six jours des chiens porteurs de fistules complètes. Il est probable que ces animaux étaient placés après l'opération dans de bonnes conditions hygiéniques, tandis que le laboratoire où ont été effectuées ces expériences est éminemment malsain.

Vers la fin de la vie, la bile, d'abord verte comme celle de la vésicule, devient plus fluide et tend à prendre une couleur orangée. Quelquefois elle devient très-floconneuse et prend une odeur repoussante due à un commencement de décomposition, car elle dégage au sortir même de la vésicule des traces d'hydrogène sulfuré.

II

DE L'ÉLIMINATION DU FER PAR LA BILE APRÈS LA TRANSFUSION DU SANG.

Doit-on dans la transfusion du sang employer du sang complet ou du sang défibriné?

Cette question n'est encore absolument résolue ni dans un sens ni dans l'autre. Par l'étude de l'excrétion biliaire après la transfusion, je crois avoir introduit dans la discussion un argument d'un certain poids.

Les premiers physiologistes qui, à la suite de Denys, pratiquèrent la transfusion du sang étaient fort ignorants de la composition de ce liquide ; aucun d'eux n'eût osé lui retrancher un de ses éléments dont on ignorait le rôle, et qu'on était disposé à regarder comme un des principes les plus essentiels à la vie.

Jusqu'au commencement de ce siècle on ne pratiqua donc que la transfusion immédiate.

Vers cette époque les notions physiologiques deviennent plus précises ; des recherches nouvelles mettent en lumière le rôle prépondérant des globules rouges dans l'acte de la respiration. Dans l'enthousiasme produit par cette découverte les physiologistes sont disposés à regarder comme accessoires tous les autres éléments du sang.

Or, la fibrine, par sa coagulation, peut produire des accidents d'embolie chez le malade qui subit la transfusion ; tout au moins force-t-elle à compliquer l'opération par l'emploi d'appareils spéciaux et un ensemble de précautions minutieuses.

Muller ayant avancé que la défibrination du sang n'altère pas les globules, c'est à l'unanimité que les transfuseurs se décidèrent à retirer au sang un élément aussi gênant et, croyaient-ils, aussi inutile.

Dieffenbach, Bischoff, Giovanni Polli, Brown Sequard, Panum, Worm Muller, Kuster, Leinsrick, J. Casse, Tassinari, Christoforis, Landois, de Belina ont été les principaux apôtres de la défibrination.

Magendie le premier résista à l'entraînement. Il fit des saignées à des chiens et leur injecta ensuite dans les veines leur propre sang préalablement défibriné. Les animaux soumis à ces expériences s'affaiblirent graduellement et succombèrent à la répétition de cette opération. Les viscères et les parenchymes étaient imbibés de sérum sanguinolent ; le foie, les poumons, le cerveau étaient le siége de congestions intenses et d'extravasations sanguines. Magendie en conclut que la fibrine a la fonction spéciale de faciliter la circulation capillaire : « La même substance, « dit-il, qui se solidifie quand elle est hors des vais- « seaux, mais qui est liquide dans leur intérieur, la « fibrine donne au sang la merveilleuse viscosité né- « cessaire pour parcourir les capillaires les plus « fins. » (Agents physiques et chimiques de la vie.) Tel est aussi l'avis de Claude Bernard.

Aujourd'hui, nombre de savants, surtout en France, en Italie et en Russie se sont ralliés à l'opinion des deux éminents physiologistes, et estiment que la fibrine n'est peut-être pas si inutile dans le sang qu'on l'avait cru pendant quelques années. On peut citer parmi les adversaires de la défibrination Ponza, Albini, Carlo Livi, Gesellius, Hasse, Moncoq, Behier, Roussel, Oré, Devay et Desgranges, Frantz Glénard, etc.

Hasse va jusqu'à prétendre que la transfusion de sang d'agneau complet est plus avantageuse pour l'homme que la transfusion de sang humain défibriné.

Je n'insiste pas sur les travaux de ces différents physiologistes, n'ayant aucune intention de refaire l'historique de la question qui se trouve très-complet et très-bien exposé dans le remarquable ouvrage de **M.** Oré. Je ne parlerai que du travail le plus récent, de celui qui m'a donné l'idée de mes recherches.

M. Hayem, dans la *Revue scientifique* du mois de janvier dernier, donne le récit d'expériences fort curieuses :

Il a entrepris de ranimer, par la transfusion, des chiens exsangues et condamnés à une mort certaine.

Il n'a obtenu de résultats satisfaisants que par l'emploi du sang complet, et — détail curieux — il a constaté que le sang défibriné a une action moins favorable que le simple sérum.

Le sang défibriné, loin d'avoir la valeur thérapeutique du sang complet, aurait donc une action nocive, due probablement aux embolies capillaires, produites par les cristaux d'hémoglobine dont on constate la présence dans le sang à l'autopsie, ou par les stromas agglomérés de globules en voie de destruction.

D'après le savant professeur, les globules transplantés d'un organisme dans un autre sont destinés à périr. La greffe sanguine est une chimère. Avant de périr définitivement, le sang transfusé peut continuer à remplir quelque temps dans le système vasculaire de l'opéré ses fonctions respiratoires, et permettre d'attendre la formation de globules autochthones, qui seuls auront une existence durable. C'est par ce mécanisme, par la surexcitation qu'elle produit dans la fonction hématopoiétique, par les matériaux qu'elle apporte pour la création de nouveaux globules et quelquefois en facilitant mécaniquement la circulation, que la transfusion peut rendre des services.

La seule différence qui existe entre les deux formes de transfusion, c'est que les globules du sang complet semblent être plus stables que les globules du sang défibriné.

Pourrait-on saisir sur le fait cette destruction de globules?

Un moyen se présente immédiatement à l'esprit, c'est d'étudier l'élimination de leur élément caractéristique, le fer.

Je n'ai pas recherché ce métal dans l'urine. Les quantités qui y sont contenues sont très-faibles, et Claude Bernard a montré qu'une médication ferrugineuse très-active ne les faisait varier que dans des proportions insensibles. C'est dans la bile — véritable émonctoire du fer de l'économie — que j'ai dosé cet élément après les deux formes de transfusion.

Voici l'exposé rapide des différentes expériences que j'ai effectuées.

1° Transfusions de Sang défibriné.

Expérience 1. — Beau chien métis de 15 kilog. 800, à l'inanition depuis deux jours.

Le 1ᵉʳ décembre, à 2 heures, on recueille la bile de la vésicule et on établit une fistule biliaire, suivant le mode opératoire habituel, sauf que la vessie de caoutchouc est laissée dans le ventre.

Immédiatement après, on injecte dans le bout périphérique de l'artère fémorale gauche 120 grammes de sang défibriné froid. (Ce sang avait été pris à une chienne soumise, dans une expérience précédente à l'action de l'oxyde de carbone.)

Le lendemain, à deux heures, l'animal meurt subitement. L'autopsie est faite immédiatement, et la bile recueillie.

Il n'y a pas de pus dans le péritoine; l'urine ne contient pas de sang.

ANALYSE DE LA BILE.

Quantité totale.	39 cc.
Azote	5,516 grammes.
Soufre	4,1
Fer.	0,074

Au spectroscope, raies de l'hémoglobine oxygénée.

N. B. — Les chiffres de l'analyse ci-dessus sont rapportés à un litre de bile ; dans les analyses suivantes, ils seront toujours rapportés à un kilogramme.

Expérience 2. — Chien bouledogue de 17 kilog. 300, à l'inanition depuis deux jours.

Le 20 janvier, à 2 heures, on lui retire, par la veine fémorale, 400 grammes de sang, qu'on réinjecte immédiatement après l'avoir défibriné dans le bout central de la veine. (On peut estimer que, par l'opération de la défibrination et de la filtration, il s'en est perdu environ 50 grammes).

Immédiatement après cette opération, on établit la fistule biliaire, suivant le procédé habituel.

Le lendemain matin, on trouve le chien mort et froid. L'urine ne renferme pas de matière colorante du sang.

ANALYSE DE LA BILE.

Quantité totale. . . . . 80 grammes.
Azote 5,2
Soufre. 3,097
Fer. 0,066

La bile, fluide et de couleur rougeâtre, donne **au** spectroscope les raies de l'hémoglobine.

Expérience 3. — Chien métis de 18 kilog. 300. ayant mangé le matin même 1 kilog. de viande de cheval.

Le 3 février, à deux heures, on lui injecte dans la veine fémorale 350 grammes de sang défibriné à 28″ environ pris à un chien bien portant.

Immédiatement après on établit la fistule biliaire. On a laissé tomber dans le péritoine la bile contenue dans la vésicule, en quantité assez faible d'ailleurs, l'animal étant encore en état de digestion.

Le 5 février matin, on le trouve mort dans sa cage.

Le péritoine contient une certaine quantité de liquide sanguinolent. L'urine ne contient pas de sang.

ANALYSE DE LA BILE.

Poids total. . . . . 150 grammes.
Azote 2,47
Soufre. 1,55
Fer. 0,024

Cette grande quantité de bile est fluide et verte. Le spectroscope y démontre la présence de l'hémoglobine.

Expérience 4. — Beau chien bouledogue de 15 kilog., arrivé ce matin de la fourrière

Le 15 mars, à deux heures, on lui fait l'opération de la fistule biliaire, après avoir retiré de la vésicule un peu de bile verte et filante.

On retire par la veine fémorale près de 200^{cc} de sang, on le défibrine, on le passe, et on en injecte dans le bout central de la veine environ 130^{cc}.

Le lendemain matin, l'animal va bien, on recueille la bile sécrétée, et on y constate la présence de l'hémoglobine. L'urine n'en contient aucune trace.

Le surlendemain, le chien meurt dans la journée ; on recueille de nouveau la bile, qui ne contient point d'hémoglobine.

Les deux prises de bile sont réunies et analysées.

ANALYSE.

Poids total.	69 grammes.
Azote	4
Soufre	2.2
Fer	0.036

2° Transfusions de sang complet.

Expérience 5. — Beau chien bouledogue de 19 kilog. 300, arrivé ce matin, 13 février, de la fourrière.

A deux heures, on recueille la bile contenue dans la vésicule, et on établit une fistule biliaire.

Immédiatement après, on met par un court tube de caoutchouc terminé par deux canules la veine fémorale du ce chien en communication avec le bout central de l'artère fémorale d'un autre chien bien portant.

La quantité de sang transfusé, appréciée en pesant les deux chiens avant et après l'opération, est évaluée à 300 grammes environ.

Un moment après l'opération, l'animal perd par la plaie près de 100 grammes de sang.

On le trouve mort le 15 au matin. A l'autopsie, on constate une légère péritonite.

Pas d'hémoglobine dans l'urine.

ANALYSE DE LA BILE.

Poids total.	123 grammes.
Azote.	1.469
Soufre.	1.25
Fer	0.0075

La bile, très-fluide avec un abondant dépôt, a une couleur orangée. Au spectroscope, on ne constate pas es raies de l'hémoglobine.

Expérience 6. — Chien métis, de 14 kilog. 500, ayant mangé hier une demi-livre de viande de cheval.

Aujourd'hui 2 mars, à deux heures, on lui fait l'opération de la fistule biliaire. Une partie de la bile qui était contenue dans la vésicule est tombée dans le péritoine.

On lui transfuse immédiatement, comme il est décrit dans l'expérience précédente, 180 grammes environ de sang complet.

Le surlendemain l'animal meurt ; on recueille la bile sécrétée. L'urine ne contient pas d'hémoglobine.

ANALYSE DE LA BILE.

Poids total.	57 grammes.
Azote	2.5
Soufre	2.673
Fer	0.0077

La bile filante, de couleur vert foncé. ne donne pas au spectroscope les raies de l'hémoglobine.

Avant de discuter les expériences ci-dessus, je crois utile d'en grouper les résultats en un tableau.

Il serait d'ailleurs peu prudent de tirer une conclusion quelconque de variations dans les quantités absolues d'azote, de fer ou de soufre contenues dans la bile. En effet, les différentes biles dont l'analyse est rapportée ci-dessus, sont loin d'être comparables au point de vue de la concentration.

Ce qui est plus instructif à étudier, c'est le rapport des trois éléments entre eux.

L'azote faisant partie intégrante de plusieurs des principes immédiats de la bile, c'est du rapport des poids des autres éléments au poids de l'azote qu'on peut, ce me semble, tirer les conclusions les plus certaines.

Les quatre dernières colonnes du tableau ci-contre expriment précisément le rapport des trois éléments dosés entre eux.

Nᵒ d'ordre des Expériences	RÉSUMÉ DE L'OBSERVATION	QUANTITÉ DE BILE recueillie	Pour 1000 p. de bile			Pr 100 d'Az.		Pr 100 de S.		
			Azote	Soufre	Fer	Soufre	Fer	Azote	Fer	
	Transfusions de sang défibriné	gr.								
1	Chien de 15 kg. transfusion de 120 gr. . .	39	5.516	4.1	0.074	74	1.35	135	1.8	Hémoglobine
2	Chien de 17 kg. autotransfusion de 350 gr.	80	5.2	3.1	0.066	60	1.3	168	2	
3	Chien de 18 kg. transfusion de 350 gr.. .	150	2.47	1.55	0.024	63	0.97	159	1.6	
4	Chien de 15 kg. autotransfusion de 130 gr.	69	4	2.2	0.036	55	0.9	182	1.6	
	Moyennes.	»	»	»	»	63	1.14	161	1.75	
	Transfusions de sang complet									
5	Chien de 19 kg. transfusion de 300 gr.. .	123	1.5	1.3	0.0075	85	0.51	117	0.6	Pas d'Hémoglob.
6	Chien de 14 kg. transfusion de 180 gr.. .	57	2.5	2.7	0.0077	108	0.31	92	0.3	
	Moyennes.	»	»	»	»	96	0.41	105	0.45	

Ce tableau est tellement frappant que je pourrais me contenter de le publier sans commentaires.

Ainsi donc, voici un fait bien établi par six expériences d'une concordance parfaite :

Quand on transfuse à un chien du sang défibriné de chien, de l'hémoglobine en nature passe d'une manière constante dans la bile.

Quand on transfuse à un chien du sang complet, ce phénomène corrélatif d'une destruction de globules rouges dans la masse sanguine ne se produit pas.

En passant, je ferai remarquer que dans aucune de mes expériences je n'ai constaté la présence de l'hémoglobine dans l'urine.

Le foie est donc un filtre plus perméable à l'hémoglobine que le rein.

Une objection se présente immédiatement à l'esprit: L'opération elle-même, ou un traumatisme ultérieur (ulcération de la vésicule biliaire par la canule de verre) n'ont-ils pas pu introduire dans la bile quelques gouttes de sang.

La réponse est bien simple :

J'ai recherché l'hémoglobine dans près de vingt biles obtenues par le même manuel opératoire. Je n'en ai rencontré que six fois.

1° Dans les quatre expériences mentionnées ci-dessus ;

2° Dans une cinquième expérience de transfusion de sang défibriné que je n'ai pas publiée, l'analyse de la bile n'ayant pas été faite ;

3° Dans la bile d'un chien (voir exp. 15, p. 46), à qui on avait fait une injection de sulfate de sodium dans l'intestin. A l'autopsie on trouva du sang, non-seulement dans la bile, mais dans l'intestin siège d'une abondante hémorrhagie.

Donc, sauf ce cas exceptionnel, la présence de l'hémoglobine dans la bile n'a été constatée qu'à la suite de la tranfusion de sang défibriné, et l'a été constamment à la suite de cette opération. Il est impossible d'attribuer sa présence au manuel opératoire qui fut le même dans toutes les expériences.

Un excès de tension dans le système vasculaire à la suite de la transfusion, ne faciliterait-il pas ce passage de l'hémoglobine dans la bile ?

Mais dans les expériences 2 et 4, on a pratiqué des autotransfusions, et la masse sanguine de l'animal n'a pas été augmentée, bien au contraire elle a été un peu diminuée, tandis que dans les expériences de transfusion immédiate on n'a jamais pratiqué de saignée préalable, et pourtant il n'a pas passé d'hémoglobine dans la bile.

D'ailleurs, les expériences de Ponfick et de Worm Muller ont montré que les premiers transfuseurs avaient exagéré beaucoup les inconvénients de l'augmentation de la masse sanguine, et que celle-ci est bien innocente des méfaits qu'on lui a autrefois attribué.

Un fait curieux est le suivant que malheureusement je n'ai recherché qu'une fois :

Dans l'expérience n° 4, la bile recueillie 18 heures après la transfusion contenait de l'hémoglobine ; celle qui fut sécrétée après ces dix huit heures n'en contenait pas trace.

Il semble donc se faire dans les premières heures qui suivent la transfusion, une destruction rapide de globules qui devient moins vive après quelque temps écoulé.

Je reviendrai sur ce fait.

La comparaison des quantités relatives de fer contenues dans la bile après les deux systèmes de transfusion, nous impose fatalement cette conclusion : Que l'élimination du fer est beaucoup plus active, après la transfusion de sang défibriné.

Tandis qu'après une transfusion immédiate, le rapport moyen du fer à l'azote n'est que de 0,41 0/0, après la transfusion de sang défibriné, il s'élève à 1,14 0/0.

Je fais remarquer en passant que l'élimination du fer n'est pas moins vive dans les autotransfusions, c'est-à-dire quand on transfuse à un chien son propre sang préalablement défibriné, que quand on lui transfuse le sang d'un animal de même espèce.

La différence est plus frappante encore, si on compare entre eux les rapports du fer au soufre.

Dans le premier cas, le rapport moyen est 0,45 0/0, tandis que dans le second il s'élève à 1,75 0/0.

C'est qu'en effet la proportion relative du soufre subit une variation inverse de celle du fer.

Quelle que soit la méthode de transfusion, elle dépasse toujours la proportion normale d'une notable quantité, mais elle augmente sensiblement plus après la transfusion de sang complet, qu'après la transfusion de sang défibriné.

Quelle peut-être l'interprétation de ce phénomène?

Nous verrons dans le chapitre suivant que tous les médicaments cholagogues, c'est-à-dire qui ont la propriété d'activer la sécrétion biliaire agissent sur la sécrétion du soufre beaucoup plus que sur celle des autres éléments, si bien que nous avons été amenés à apprécier l'activité de la glande biliaire d'après la proportion relative du soufre dans la bile. Bien entendu cette conclusion n'a de raison d'être que quand il s'agit de bile de chien, dont le seul acide biliaire est l'acide taurocholique,

Si notre hypothèse est exacte, il faut admettre que la transfusion produit sur la sécrétion biliaire un effet excitant, et que cet effet est plus vif quand on emploie le sang complet.

Revenons au fer. Il est facile de se rendre compte en lisant les chiffres inscrits dans le tableau ci-dessus, que, du moment de l'opération jusqu'à l'heure de leur mort, c'est-à-dire pendant trente-six heures en moyenne, les chiens opérés n'ont éliminé qu'une faible portion du fer du sang transfusé. Il est très-probable, d'ailleurs, que les quantités de fer éliminées doivent aller en diminuant à mesure qu'on s'éloigne du moment de la transfusion.

Ainsi, dans l'expérience 4, nous avons vu l'hémoglobine ne plus passer dans la bile après dix-huit heures.

Si donc, comme le prétend Hayem, le sang transfusé est fatalement destiné à périr, il est probable que la plus grande partie du fer qui y est contenu est retenue par les organes hématopoiétiques pour servir à la création de globules nouveaux.

Cette création de globules nouveaux après la transfusion est d'ailleurs un fait d'expérience. Liouville l'a constatée à l'aide du microscope.

En résumé :

Après la transfusion de sang défibriné, augmentation notable de la proportion relative du fer de la bile, passage dans ce liquide d'hémoglobine en nature.

Après la transfusion de sang complet, pas d'hémoglobine dans la bile, pas d'augmentation dans la proportion relative du fer.

Dans l'expérience n° 6 la proportion relative du fer se trouve même légèrement au-dessous de la normale. Ce n'est probablement que le fait d'un hasard. Cependant, ne pourrait-on pas supposer, vu la suractivité communiquée par la transfusion aux fonctions hématopoiétiques, que l'économie peut retenir plus de fer qu'à l'état normal pour suffire à la fabrication de nouveaux globules? J'émets cette supposition sans m'y arrêter.

TRANSFUSION ENTRE ANIMAUX D'ESPÈCES DIFFÉRENTES.

Le même procédé de recherches pourrait-il donner un renseignement sur la valeur de la transfusion à un animal du sang d'un animal d'espèce différente? Sans doute, des expériences dans ce sens pourraient offrir quelque intérêt, mais un intérêt moindre qu'on ne le suppose à première vue.

Les expériences ci-dessus ne nous renseignent pas sur la valeur absolue de l'opération de la transfusion. Elles permettent seulement une comparaison entre deux procédés de transfusion.

Or, est-il vraiment intéressant de comparer, — au point de vue restreint de l'élimination du fer, — la transfusion faite à un animal avec du sang d'un animal de même espèce, et la transfusion faite avec du sang d'un animal d'espèce différente? Evidemment non.

La clinique, l'expérimentation établissent d'une manière incontestable que la transfusion faite entre animaux de même espèce est très-supérieure à l'autre.

Peut-il toutefois être utile, — quand on n'a pas à sa disposition de sang humain, — de transfuser à l'homme du sang d'agneau par exemple? Telle est la seule question dont la solution présente quelque intérêt, et cette solution ne peut être donnée que par l'étude clinique.

J'ai cependant, dans quelques expériences transfusé à des chiens du sang de bœuf. Tous les animaux sont morts prématurément, et l'analyse de la bile n'a pas pu être faite.

Voici, pour mémoire, la relation des deux expériences qui ont le mieux réussi. On verra que les résultats ne furent guère encourageants.

Expérience 7. — Gros chien de garde de 30 kilog. environ ; a mangé, le 20 décembre, 1 kilog. 500 de viande de cheval.

Le 22, à dix heures du matin, on lui pratique une fistule biliaire. Immédiatement après, on injecte dans la veine fémorale 800 gr. de sang de bœuf défibriné et peut-être un peu trop chauffé, car il s'est formé une légère pellicule à la surface.

Vomissements et défécation immédiatement après l'opération. Le lendemain 23, l'animal est trouvé mort. La vésicule biliaire est extrêmement tuméfiée et la muqueuse enflammée. La vessie de caoutchouc renferme environ 10^{cc} de liquide rouge qui paraît être exclusivement du sang. Au microscope on trouve, en effet, énormément de globules rouges, petits (?) non crénelés. Peut-être y a-t-il eu traumatisme de la vésicule par l'extrémité de la canule pendant les mouvements extrêmement violents de l'animal.

On n'a pas analysé, bien entendu, la bile mélangée de sang qui a été recueillie.

Expérience 8. — Enorme chienne de 32 kilog. Le 31 décembre matin, on lui transfuse 900 grammes de sang de bœuf défibriné frais. La transfusion a été faite lentement, en vingt-cinq minutes, par la veine fémorale.

Le lendemain matin, l'animal a été trouvé mort.

A l'autopsie, on trouve l'estomac et le tube digestif pleins de sang; le bocal placé au-dessous de la cage renferme environ un litre de sang.

La bile contenue dans la vésicule est verte. Elle présente la composition suivante :

Quantité totale.	28 grammes.
Azote.	7,266
Soufre.	7,1
Fer.	0,038

Il est impossible de tirer de cette expérience aucune conclusion. Le chien est mort de sa transfusion, puisqu'on n'a pas pratiqué de fistule. Il a eu des hémorrhagies extrêmement abondantes, qui ont dû arrêter presque complètement la sécrétion biliaire, et la petite quantité de bile contenue dans la vésicule y était probablement déjà en partie au moment de l'opération.

On comprend qu'après ces échecs successifs, on s'en est tenu à des transfusions de sang de chien.

III.

EXPERIENCES DIVERSES

Dans ce chapitre, je relate les résultats de quelques expériences isolées que je compléterai peut-être plus tard.

L'étude chimique de l'action des médicaments dits-cholagogues sur la bile, devait être le sujet exclusif de ce travail. Plus tard j'étudiai plus spécialement la question de la transfusion et je laissai inachevées mes premières recherches.

J'ai pensé toutefois qu'il pourrait être de quelque intérêt d'en consigner ici les résultats; mais, je le répète encore, il faut voir dans ce chapitre le point de départ d'un travail et non un travail achevé.

Je serai très-réservé dans mes conclusions, le petit nombre des expériences ne me permettant pas d'être sur aucun point bien affirmatif.

Voici d'abord en un tableau le résultat de l'analyse de quelques biles vésiculaires.

Ce sont des biles trouvées dans les vésicules des chiens soumis par moi à l'expérimentation au moment de l'établissement de la fistule.

Ce sont donc des biles normales. La dernière, seule est une bile expérimentale. Elle provient d'un chien qui avait absorbé 5 grammes de sulfate de soude.

Voici d'ailleurs l'observation :

Expérience 9. — Petit chien de 8 kilog.

Le 7 novembre, on lui a injecté dans l'intestin une solution de 5 grammes de sulfate de soude.

Il a été sacrifié au bout de vingt-huit heures.

La bile est extrêmement épaisse et tache la porcelaine en jaune.

ANALYSE

Quantité totale.	15 grammes.
Azote	8,95
Fer	0,040 (?)

Ce dernier résultat offre quelque incertitude, vu la faible quantité de bile soumise à l'analyse.

BILES VÉSICULAIRES

	QUANTITÉ	Pour 1000 parties de bile			Pour 100 d'Azote		Pour 100 de Soufre	
	recueillie	Azote	Sonfre	Fer	Soufre	Fer	Azote	Fer
BILES NORMALES	gr.							
Chien de l'Expérience 18.	37	6.835	9.9	0.018	145	0.265	69.04	0.181
Chien de l'Expérience 1.	19	7.457	13.6	0.035(?)	182	0.465 (?)	54.82	0.257 (?)
Chien de l'Expérience 7.	31	6.58	10	0.021	152	0.318	65.8	0.210
Chien de l'Expérience 5.	39	»	6 3	0.015	»	»	»	0.238
Chien de l'Expérience 10.	21	»	0.924	0.016	»	»	»	1.730
Chien de l'Expérience 13.	»	6.18	10	»	162	»	62	»
Chien de l'Expérience 15.	«	6.44	10.28	»	160	»	62.6	»
Chien de l'Expérience 2.	»	6.337	9.14	»	144	»	69	ꙩ
Chien barbet de 16 kg.	48	5.405	»	0.016	»	0.296	»	»
BILE EXPÉRIMENTALE								
Chien de l'Expérience 9.	15	8.95	13	0.04 (?)	14 5	0.449 (?)	69	0.307 (?)

On remarquera dans ce tableau que deux des nombres qui indiquent la proportion du fer sont suivis d'un point d'interrogation. Ce sont ceux qui sont douteux vu la faible quantité de bile dont on disposait pour l'analyse. Je les crois trop forts.

Dans trois expériences, on n'a trouvé dans la vésicule que quelques centimètres cubes de bile. Le fer n'a pas pu être dosé. Dans deux biles on n'a pas dosé l'azote, dans l'intention de conserver pour le dosage du fer la plus grande quantité de substance possible

Dans la bile du chien de l'expérience 10, le soufre n'est pas plus abondant que dans une bile de fistule. Il y a là une exception curieuse et inexpliquée.

Voici maintenant, aussi résumé que possible, l'exposé des diverses expériences qui font l'objet de ce chapitre. Les deux premières ont pour but d'établir la composition d'une bile de fistule normale.

Expérience 10. — Chien de 12 kilog.

Le 24 février, à 2 heures, on retire de la vésicule une petite quantité de bile jaune foncée, puis on pratique une fistule biliaire. Le chien était à jeun depuis la veille.

Le 26, on le trouve mort. Dans la vessie de caoutchouc on trouve de la bile jaune avec dépôt.

ANALYSE

Quantité totale. . . 33 gr.

	par kilog.	0/0 d'azote.	0/0 de soufre.
Azote.	5,165	»	652
Soufre	0,792	15,2	,
Fer.	0,018	0,346	2,272

Expérience 11. — Chien métis de 15 kilog. 500.

Le 28 février, dès son arrivée de la fourrière, on lui pratique une fistule biliaire. On laisse tomber dans le péritoine quelques centimètres cubes de bile qui se trouvaient dans la vésicule.

Le 2 mars, après quarante-huit heures de vie, on le tue par hémorrhagie.

ANALYSE DE LA BILE

	par kilog..	0/0 d'azote
Quantité totale. . . 69 gr.		
Azote. 4,5		»
Soufre . . . . . ‹		»
Fer. 0,016		0,35

Un accident nous a privé du résultat du dosage du soufre. D'après l'abondance du précipité, on pouvait l'évaluer en même proportion que dans l'expérience précédente.

Expérience 12. — Chien boule amené le matin même, 28 décembre, à 2 heures. On place dans la vésicule une canule de verre à laquelle on adapte une vessie de caoutchouc, qui est laissée dans la cavité abdominale.

Immédiatement après, dans une anse du jejuno-iléon, on introduit 1 gr. 5 d'acide taurocholique.

Le lendemain matin, à dix heures, l'animal meurt. A l'autopsie, on trouve beaucoup de liquide sanguinolent dans le ventre. L'urine, assez foncée, contient un peu d'albumine et de pigment biliaire, l'anse dans laquelle on a introduit l'acide taurocholique est très-rouge.

La bile contenue dans la vessie de caoutchouc est de couleur brun verdâtre clair et contient un abondant dépôt.

ANALYSE

	par kilog.	0/0 d'azote.	0/0 de soufre
Qnantité totale. . . 43 gr. 5			
Azote.	3,16	»	70
Soufre	4,5	142	»
Fer.	0,017	0,53	0.378

Expérience 13. — Chien boule amené le 26 décembre Le 27 matin, il mange avidement 500 grammes de viande de cheval saupoudrée de 1 gr. 5 de taurine.

A deux heures, on fait écouler les quelques centimètres cubes de bile contenus dans la vésicule.

On place dans la vésicule une canule à laquelle on adapte une vessie de caoutchouc, qu'on laisse dans la cavité abdominale.

Le lendemain, le chien est faible, on enlève les points de suture et l'on retire la vessie de caoutchouc, qui renferme une certaine quantité de bile rouge brun.

On remet une autre vessie de caoutchouc, on recoud le ventre.

L'animal meurt cinq heures après. On réunit la bile sécrétée pendant ce temps à celle qui avait été précédemment recueillie.

ANALYSE

	par kilog.	0/0 d'azote.	0/0 de soufre.
Quantite totale. . . 41 gr. 5			
Azote	5,92	»	129
Soufre	4,6	77,7	»
Fer	0.065	1.098	1,413

Expérience 14. — Chien bouledogue de 11 kilog. 500, à jeun depuis hier.

Aujourd'hui 18 janvier, à huit heures, on lui fait manger, avec 500 grammes de viande, 6 gr. 50 de taurine.

A trois heures, on établit une fistule biliaire, la vessie de caoutchouc est placée extérieurement à l'abdomen.

Le lendemain matin, à onze heures, l'animal est trouvé mort et encore chaud.

La vessie de caoutchouc renferme une bile brun verdâtre foncé, fluide.

ANALYSE

Quantité totale. . . 38 gr.

	par kilog.	0/0 d'azote.	0/0 de soufre.
Azote	4,827	»	127
Soufre	3,8	78,7	»
Fer	0,032	0.663	0,842

Expérience 15. — Chienne de 14 kilog. 600. A l'inanition depuis quelques jours.

Le 19 janvier, à 2 heures, on retire la bile contenue dans la vésicule.

On établit la fistule, et immédiatement après on introduit dans l'intestin 10 grammes de sulfate de soude.

L'animal est trouvé mort le lendemain. Il s'est fait une abondante hémorragie par l'intestin.

La bile contenue dans la vessie de caoutchouc est vert foncé. Au spectroscope, elle présente les raies de l'hémoglobine.

ANALYSE

Quantité totale. . . 56 gr. 7

	par kilog.	0/0 d'azote.	0/0 de soufre.
Azote	3,2	»	91,4
Soufre	3,5	109	»
Fer	9,023	0,718	0,657

N. B. — La proportion relative de fer est forte, mais il faut se rappeler qu'il y avait de l'hémoglobine dans la bile.

Expérience 16. — Chien un peu malade. Refusait de manger, était tombé, en quatre jours, de 15 kilog. 500 à 13 kilog. 800.

Le 17 janvier, on fait avaler à l'animal 10 grammes de sulfate de soude dans 60 grammes d'eau.

On établit immédiatement la fistule, en laissant tomber dans le péritoine la bile épaisse qui se trouvait dans la vésicule.

Le chien a vécu un peu plus de vingt-quatre heures.

ANALYSE DE LA BILE

Quantité totale . . 40 gr.

	par kilog.	0/0 d'azote.	0/0 de soufre.
Azote	3,256	«	95
Soufre.	3,42	105	»
Fer	0,015 (?)	0,460	0,436

Il y a un peu d'incertitude sur le chiffre attribué au fer.

Expérience 17. — Beau chien métis de 26 kilog., amené le 20 mars de la fourrière.

Le 21, à deux heures, on lui pratique une fistule biliaire.

Le lendemain matin on recueille la bile sécrétée. Elle présente la composition suivante :

Quantité totale. . . 35 gr.

	par kilog.	0/0 d'azote.	0/0 de soufre.
Azote	2,34	»	429
Soufre.	0,545	23,2	»
Fer	0,015	0,64	2,761

On fait boire au chien une solution de 8 grammes de bicarbonate de soude dàns 150 grammes d'eau. Le lenmain soir, l'animal meurt. On recueille la bile qui est fluide, orangée, trouble et nauséabonde.

ANALYSE

Quantité totale. . . 68 gr.

	par kilog.	0/0 d'azote.	0/0 de soufre.
Azote	1,64	»	160
Soufre.	1,023	62,4	»
Fer.	0,0086	0.525	0,841

Expérience 18. — Chien colossal pesant au moins 30 kilog., nourri pendant trois jours avec un kilogramme de viande de cheval.

Le 7 décembre, à deux heures, on pratique l'opération de la fistule biliaire, après avoir fait écouler la bile de la vésicule. La vessie de caoutchouc est renfermée dans l'abdomen.

Immédiatement après on injecte dans le tissu cellulaire sous-cutané 4 grammes d'une solution de pilocarpine au cinquantième, soit 0 gr. 08 de pilocarpine.

Le lendemain on trouve l'animal mort ; il a beaucoup salivé.

ANALYSE DE LA BILE

Quantité totale. . . 67 gr.

	par kilog.	0/0 d'azote.	0/0 de soufre
Azote	4,78	»	116,6
Soufre	3,8	79,5	»
Fer	0,027	0,565	0,658

Expérience 19. — Petit chien métis de 12 kilog. 750.

On lui fait avaler le 20 janvier 0 gr. 03 de sublimé corrosif dans 10 grammes d'eau. Il ne vomit pas.

Immédiatement après, on établit la fistule biliaire ; on laisse s'écouler dans le péritoine la très-petite quantité de bile jaune et fluide qui se trouvait dans la vésicule. (Le matin même le chien avait mangé 400 grammes de viande de cheval.)

Le chien meurt dans la nuit du lendemain, sans avoir présenté de symptômes d'intoxication bien accentués.

ANALYSE DE LA BILE

Quantité totale. . . 56 gr.

	par kilog.	0/0 d'azote.	0/0 de soufre.
Azote	3,026	»	80,24
Soufre	3,775	124,75	»
Fer	0,016 (?)	0,525	0,424

Il y a une petite incertitude sur le chiffre du fer.

Quelles conclusions peut on tirer de ces expériences ?

Je serai, je l'ai dit, très-réservé.

Ce qui frappe tout d'abord, quand on compare les biles de vésicule aux biles de fistule normales, c'est la diminution considérable de la quantité de soufre dans les secondes.

Le fait est bien connu ; les uns l'ont attribué à la concentration de la bile dans la vésicule, d'autres à la résorption dans l'intestin de l'acide taurocholique, ou de la taurine. Ces produits rentrant dans la circulation seraient d'après Schiff repris par le foie et versés à nouveau dans la bile, tandis que, d'après Socoloff, il n'en serait pas ainsi, et l'injection d'acides biliaires dans les veines exciterait la sécrétion biliaire sans augmenter la proportion de ces acides dans la bile.

En comparant aux biles de fistule normales les biles sécrétées sous l'influence des cholagogues, on remarque que tous les cholagogues ont agi sur la sécrétion du soufre avec beaucoup plus d'énergie que sur la sécrétion des autres éléments. Je rappelle que la transfusion produit le même effet. L'augmentation dans une bile de chien de la proportion relative du soufre serait donc peut-être la caractéristique d'un excès d'activité dans la sécrétion biliaire.

Un autre argument milite en faveur de cette hypothèse.

Parmi les éléments de la bile, les uns, comme les sels, la cholestérine, etc., préexistent dans le sang et passent dans la bile par une sorte de filtration. La suractivité de la glande biliaire ne peut donc avoir sur la sécrétion de ces produits qu'une influence médiocre. Les autres sont au contraire fabriqués par le foie, et il est par conséquent naturel que leur proportion varie avec le degré d'activité de la fonction biliaire. Parmi ces composés, les plus importants de beaucoup dans la bile de chien est l'acide taurocholique, dont le soufre est l'élément caractéristique. C'est donc cet élément dont la proportion devra varier le plus quand on modifiera les conditions de la sécrétion.

Les expériences 12, 13 et 14 ont été faites dans le but d'étudier la résorption des composés sulfurés de la bile dans l'intestin.

L'expérience 12 trahit une augmentation très-considérable de la proportion de soufre, c'est-à-dire d'acide taurocholique dans la bile sous l'influence de l'introduction de cet acide dans l'intestin.

La résorption n'est en ce cas pas douteuse, mais elle est insuffisante à expliquer l'augmentation de la proportion du soufre dans la bile, la quantité d'acide introduite dans l'intestin étant relativement médiocre (1 gr. 50). Il faut donc admettre en outre que l'acide taurocholique une fois introduit dans le sang possède une action excitante sur la sécrétion biliaire.

Cette expérience n'a eu qu'une médiocre influence sur la sécrétion du fer, bien que l'acide taurocholique ait la propriété de détruire les globules rouges, mais il faut se rappeler, que, à l'état physiologique, quand

la bile coule dans l'intestin, des quantités d'acide taurocholique tout aussi considérables sont exposées à
l'absorption intestinale, sans que les globules rouges
se dissolvent.

Les expériencs 13 et 14 montrent que si l'acide
taurocholique absorbé dans l'intestin semble faire facilement retour à la bile, il n'en est pas de même de la
taurine.

L'ingestion de taurine a moins augmenté en effet la
proportion de soufre de la bile que l'introduction
d'acide taurocholique dans l'intestin, et l'ingestion de
6 gr. 50 n'a pas été plus active que l'ingestion de
1 gr. 50.

Ce résultat concorde parfaitement avec une expérience de l'intéressant travail de MM. Lépine et Guérin sur le soufre difficilement oxydable de l'urine (1) :

De la taurine ayant été portée dans une anse intestinale, on constata une augmentation considérable de
la proportion de soufre difficilement oxydable de
l'urine. Une bonne partie de la taurine absorbée
s'élimine donc par l'urine, et n'est par conséquent pas
versée à nouveau dans la bile.

On peut soupçonner, d'après ces expériences, que
dans l'intestin à l'état physiologique, la quantité

---

(1) *Revue de médecine.* 1881 t. I., p. 1002

d'acide taurocholique qui se dédouble en acide chola-
lique et en taurine échappe, en grande partie du
moins, au retour dans la bile.

Des différents cholagogues dont on a essayé
l'action, celui qui a eu sur la sécrétion du soufre
l'influence la plus active est le sublimé corrosif que
M. Rutherford (1) considère en effet comme le plus
puissant des cholagogues, puis vient le sulfate de
soude, qui dans l'expérience 9 avait semblé ne modi-
fier en rien la composition de la bile de vésicule, puis
la pilocarpine et en dernier lieu le bicarbonate de
soude.

Cette dernière expérience semblerait prouver, que
— ainsi que l'admettent certains auteurs — le bicarbonate de soude n'est pas un cholagogue, mais un
simple fluidifiant de la bile.

Les quantités absolues de fer que j'ai trouvées dans
la bile sont inférieures aux quantités trouvées par les
différents physiologistes qui ont effectué les mêmes
dosages.

Ainsi les quelques dosages isolés du fer de la bile
rapportés dans les ouvrages classiques et la série

---

(1) Journal of anatomy and physiology, t. XI.

récente d'analyses de Kunkel (1) tendent à faire admettre comme proportion moyenne du fer dans la bile du chien 0,060 par litre, proportion bien supérieure à celle qui se déduit des analyses ci-dessus.

Sans doute, l'inanition complète à laquelle étaient soumis les chiens de mes expériences, tandis que ceux de Kunkel étaient nourris aussi abondamment que possible, peut justifier une différence entre les résultats que nous avons obtenus ; mais peut-elle justifier un écart aussi grand que celui qui existe ?

Quoi qu'il en soit, on peut remarquer que, tandis que les biles de fistule contiennent des quantités d'azote et surtout de soufre bien inférieures à celles des biles de vésicule, les quantités de fer sont à peu près identiques dans ces deux sortes de biles.

Il en résulte naturellement que dans les biles de fistule le rapport du poids du fer au poids des autres éléments et notamment du soufre est plus grand que dans les biles de vésicule.

Kunkel, qui a obtenu le même résultat, l'explique par l'hypothèse que, tandis que les autres éléments de la bile sont résorbés dans l'intestin pour être versés à nouveau dans la bile, le fer ne l'est pas.

L'action des différents cholagogues sur l'excrétion du fer n'a rien de bien caractéristique. Ils semblent tous l'activer un peu.

---

(1) Archives de Pflüger, t, XIV.

Un fait inexplicable est l'augmentation très-considérable de la sécrétion du fer sous l'influence de l'ingestion de taurine (exp. 13). N'y a-t-il là qu'une simple coïncidence ? Un accident aurait-il introduit un peu de sang dans la bile ? L'expérience 14 n'a pas confirmé absolument l'expérience 13. Cependant la proportion de fer reste encore assez élevée.

Je borne là ces quelques considérations, en attendant que de nouvelles recherches me permettent de me montrer moins réservé dans mes conclusions.

Lyon — Imprimerie Bellon, rue de la République 33

105